RECHERCHES EXPÉRIMENTALES

SUR

LA MORT APPARENTE

DANS

L'ASPHYXIE ET SON TRAITEMENT

PAR UN

PROCÉDÉ NOUVEAU

DE

RESPIRATION ARTIFICIELLE

PAR

ANATOLE-ROMUALD PIOT

Docteur en médecine de la Faculté de Paris,
Médecin stagiaire au Val-de-Grâce.

PARIS

A. PARENT, IMPRIMEUR DE LA FACULTÉ DE MÉDECINE

A. DAVY, successeur

31, RUE MONSIEUR-LE-PRINCE, 31

1882

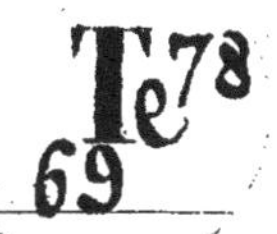

RECHERCHES EXPÉRIMENTALES

SUR

LA MORT APPARENTE

DANS

L'ASPHYXIE ET SON TRAITEMENT

PAR UN

PROCÉDÉ NOUVEAU

DE

RESPIRATION ARTIFICIELLE

PAR

ANATOLE-ROMUALD PIOT

Docteur en médecine de la Faculté de Paris,
Médecin stagiaire au Val-de-Grâce.

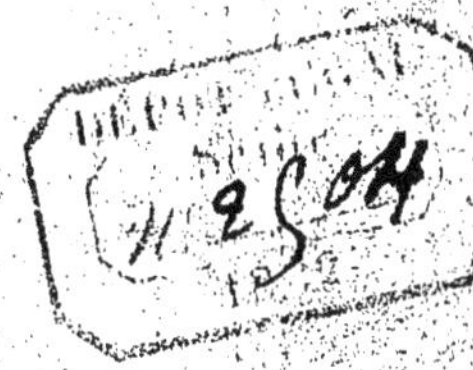

PARIS
A. PARENT, IMPRIMEUR DE LA FACULTÉ DE MÉDECINE
A. DAVY, successeur
31, RUE MONSIEUR-LE-PRINCE, 31

1882

A MON PÈRE ET A MA MÈRE

A M. LE DOCTEUR LABORDE

Chef des travaux pratiques de physiologie.

A MON PRÉSIDENT DE THÈSE

M. LE PROFESSEUR BÉCLARD

Doyen de la Faculté.

RECHERCHES EXPÉRIMENTALES

SUR LA

MORT APPARENTE DANS L'ASPHYXIE

ET SON TRAITEMENT

PAR UN

PROCÉDÉ NOUVEAU DE RESPIRATION ARTIFICIELLE

INTRODUCTION.

DIVISION DU SUJET.

Dans son immortel livre des *Recherches sur la vie et la mort*, Bichat nous a laissé des expériences remarquables sur l'asphyxie. Le premier, il a jeté quelque lumière sur cette question, et a donné un sens précis au mot *asphyxie* qui était toujours resté avec le langage de l'ancienne médecine une expression vague et indéterminée. Il nous a montré avec clarté les différentes phases de la mort par privation d'air et en a analysé les signes un à un. Il nous a bien montré comment on peut rappeler à la vie un animal en état de mort apparente.

Mais, ce qu'il n'a pas précisé, et ce que n'ont pas précisé davantage les observateurs qui sont venus après lui et qui ont traité la même question, ce sont : 1° le temps maximum après lequel il est ou il n'est plus possible de rappeler à la vie un animal en état de mort apparente par asphyxie ; 2° les signes de possibilité de ce rappel et de sa réalité pendant la mise en œuvre des moyens appropriés à cet effet ; 3° enfin, parmi les moyens employés, quels sont les plus efficaces.

Telles sont les questions que nous nous sommes proposé de traiter, n'ayant pas, du reste, la prétention d'y apporter une solution complète ; trop heureux si nous pouvons y jeter quelque lumière, et tirer des conclusions véritablement utiles au praticien, dans les différents cas de mort apparente par asphyxie.

Notre travail se trouve, d'après cela, divisé en deux parties :

Dans une *première partie*, nous étudierons ce qu'est l'asphyxie, après avoir passé rapidement en revue les différentes phases par lesquelles a passé cette question.

Nous examinerons avec soin les différents états par lesquels passe un animal mis dans les conditions de l'asphyxie typique, par privation d'air, analysant les symptômes qu'il présente et l'ordre dans lequel il les présente. Nous nous réservons, d'ailleurs, d'insister plus particulièrement sur certains faits que nous avons observés dans nos expériences, faits qui peuvent être d'un grand secours, pour distinguer la mort réelle de l'état de mort apparente, et qui permettront d'assurer que le retour à la vie est encore possible. Après avoir analysé en quelque sorte cette marche descendante de la vie vers la mort, nous examinerons avec le même soin la succession des phénomènes que l'on peut observer lorsque l'animal remonte de la mort vers la vie.

Dans notre *seconde partie*, nous examinerons les moyens employés pour rappeler à la vie un animal en état de mort apparente par suite d'asphyxie ; enfin, nous présenterons les résultats que nous avons obtenus dans nos expériences, à l'aide d'un procédé nouveau de respiration artificielle.

Mais, avant d'aller plus loin, qu'il nous soit permis d'adresser l'hommage de notre profonde gratitude à M. le Dr Laborde qui nous a inspiré notre sujet, et a bien voulu nous prêter dans nos expériences le concours de ses conseils et de sa haute compétence ; que M. le professeur Béclard, qui a bien voulu nous faire l'honneur de présider notre thèse, reçoive ici tous nos remerciements.

Merci mille fois à notre camarade Broemer qui a gracieusement mis à notre disposition sa connaissance parfaite de la langue allemande.

PREMIÈRE PARTIE

CHAPITRE PREMIER.

DÉFINITION.

Qu'est-ce que l'asphyxie ?

Le mot *asphyxie* vient de α privatif et σφύξις pouls; on comprend de suite qu'avec une pareille étymologie ce mot, avant de signifier *mort par le poumon*, ait été la source de bien des erreurs et des confusions. Dans le langage de l'ancienne médecine on donnait volontiers le nom d'asphyxie à toutes sortes d'affections qui n'avaient entre elles aucun rapport.

La syncope et l'asphyxie étaient en quelque sorte synonymes. La confusion ne disparut qu'avec Xavier Bichat.

La théorie du *trépied vital* sortit créée de toutes pièces de l'œuvre de ce grand génie, et vint assigner à chacun des trois grands organes de la vie (cerveau, cœur, poumon) son rôle, sa fonction et sa manière d'être dans la production des différents cas de mort subite. Bichat donna le nom d'asphyxie à la mort par le poumon.

Au point de vue de la clarté c'était un progrès considérable, au point de vue étymologique, c'était un contresens.

Beau, frappé de cette contradiction apparente, voulut un

peu plus tard restituer au mot *asphyxie* sa valeur réelle, il en fit le dernier degré de la syncope : c'était ramener la confusion, c'était renoncer volontairement à la belle conquête de Bichat. Aussi la définition de Beau n'a-t-elle pas subsisté ? Aujourd'hui tout le monde est d'accord pour donner le nom d'asphyxie à la mort par le poumon.

Cependant, ce genre de mort est chose bien complexe, il présente des variétés qui ne se ressemblent guère entre elles ; ainsi on ne peut pas rapprocher la mort par privation d'air de celle qui se produit à la suite de l'inhalation d'un gaz toxique ; la mort par submersion ou par strangulation ne peut pas être comparée à la mort par les vapeurs du charbon, par le gaz des égouts ou des fosses d'aisances. Les travaux des physiologistes modernes, entre autres ceux de Leblanc, de Faure, de Claude Bernard, de Paul Bert, ont très bien défini et classé ces différents genres de mort ; aussi est-ce à tort qu'on a continué à donner le nom d'asphyxie aux inhalations de gaz toxiques qui ne sont, en somme, que de véritables intoxications ; tout le monde étant d'accord pour réserver le nom d'asphyxie à la suspension des phénomènes respiratoires, c'est-à-dire de l'absorption d'oxygène et de l'exhalation d'acide carbonique. Nous n'insisterons pas davantage sur cette définition qui est acceptée par tous les physiologistes, nous allons analyser d'abord avec les expérimentateurs qui nous ont précédé, ensuite à l'aide de nos propres expériences, les différentes phases par lesquelles passe un individu en état d'asphyxie.

Lorsqu'un individu ou un animal, si nous nous plaçons au point de vue de l'expérimentation, se trouve privé d'air, que se passe-t-il ? L'hématose ne se fait plus, le sang veineux vient encore pendant quelques instants dans le poumon pour s'y artérialiser et retourne au cœur tel qu'il en était venu. Le cœur, de son côté, continue à battre pendant quelques minutes ; il envoie dans l'organisme un sang impropre à l'entretien de la vie, tous les organes meurent successivement sous l'influence de ce fluide qui ne leur apporte plus les matériaux nécessaires à leur fonctionnement, et le cœur lui-même meurt à son tour. « Je crois, dit Bichat, que le sang noir agit sur le cœur ainsi que sur toutes les autres parties, comme nous verrons qu'il influence le cerveau, les muscles volontaires, les membranes, etc..., tous les organes, en un mot, où il se répand, c'est-à-dire en pénétrant son tissu, en affaiblissant chaque fibre, en particulier ; en sorte que je suis persuadé que s'il était possible de pousser par l'artère coronaire du sang noir pendant que le rouge passe, comme à l'ordinaire, dans l'oreillette et le ventricule aortiques, la circulation serait presqu'aussi vite interrompue que dans les cas précédents où le sang noir ne pénètre le tissu du cœur que par les artères coronaires, qu'après avoir traversé les deux cavités à sang rouge. »

Lorsque Bichat écrivait son livre des *Recherches sur la vie et la mort*, il n'avait pas comme nous les secours d'une analyse chimique parfaite, telle que nous l'avons aujourd'hui, il n'a pas pu déterminer pourquoi, ni en vertu de quel mécanisme le sang noir n'entretenait pas la vie des tissus, mais il a eu ce grand mérite d'exposer les faits tels qu'ils se passent et dans l'ordre avec lequel ils se présentent aux yeux de l'observateur ; de plus, il a eu la sagesse de ne pas chercher à expliquer ce qu'il n'était pas en son pouvoir de faire.

« Arrêtons-nous, dit-il, quand nous arrivons aux limites de la rigoureuse observation ; ne cherchons pas à pénétrer là où l'expérience ne peut nous éclairer. Or, je crois que nous établirons une assertion très conforme à ces principes, les seuls selon moi qui doivent diriger tout esprit judicieux, en disant en général et sans déterminer comment, que le cœur cesse d'agir lorsque les phénomènes chimiques du poumon sont interrompus, parce que le sang noir qui pénètre ses fibres charnues n'est point propre à entretenir son action. »

Plus tard, lorsqu'on a connu exactement le phénomène de l'hématose, lorsqu'on s'est parfaitement rendu compte de l'échange gazeux qui se produit à la surface du poumon à chaque mouvement respiratoire, on a pu se demander le pourquoi de ce fait si bien établi par Bichat. On s'est demandé quel était le rôle de l'acide carbonique dans l'asphyxie ? quelle influence avait l'absence d'oxygène dans le sang ? Paul Bert a démontré que l'arrêt du cœur était hâté par la présence de l'acide carbonique. Il l'a prouvé par une expérience fort simple. Il a pris des rats albinos et a plongé les uns dans l'acide carbonique, les autres dans l'azote ou dans l'hydrogène et il a remarqué que les battements de cœur, plus précipités chez ceux qui étaient plongés dans l'acide carbonique, cessaient quatre ou cinq fois plus vite que chez les autres. L'acide carbonique serait donc un véritable stupéfiant par excitation exagérée.

Nous ne voulons pas d'ailleurs nous arrêter à tous ces phénomènes de l'asphyxie, qui sont cependant bien intéressants, mais qui sortent du cadre restreint que nous nous sommes fixé. C'est ainsi que nous laisserons de côté l'étude de la contractilité musculaire, de l'état des sécrétions, de la marche de la température, etc. Nous nous sommes surtout appliqué dans nos expériences à étudier dans leur ordre de succession et de subordination quatre phénomènes dont la valeur nous paraît considérable au point de vue de la mort apparente ; ce sont : 1° l'état de la respiration ; 2° l'état du cœur ; 3° le degré de dilatation de la pupille et sa sensibilité à la lumière ; 4° l'état de sensibilité ou d'anesthésie de la cornée.

Toutes les expériences que nous allons exposer ici ont été faites au laboratoire de physiologie de la Faculté, sous la savante direction de M. le Dr Laborde, chef des travaux physiologiques.

§ II.

ÉTUDE DES SYMPTOMES. EXPOSITION DES FAITS.

EXPÉRIENCE I. — Asphyxie par privation d'air. Période mortelle apaprente. Rappel à la vie. Ordre de succession des phénomènes au cours et au décours de l'asphyxie expérimentale.

Expérience faite le 10 juin 1881 à une heure de l'après-midi.

L'animal sur lequel nous expérimentons est un chien d'assez grande taille, fort et vigoureux, pesant 18 kilogrammes.

Nous plaçons cet animal dans les conditions de l'expérience de Bichat, c'est-à-dire que nous arrêtons le cours de l'air dans sa trachée, en adaptant à ce conduit une canule destinée à permettre la respiration artificielle en temps voulu.

La canule est soigneusement fermée, l'air ne passe pas dans la trachée, la respiration ne se fait pas ; notre chien privé d'air est donc fatalement condamné à mourir asphyxié dans un temps plus ou moins long.

A partir du moment où le passage de l'air est obstrué, voici quels sont les phénomènes que nous observons successivement :

D'abord une période de calme, à laquelle succède bientôt une dyspnée intense avec efforts de l'animal pour rompre ses liens, puis diminution dans l'accélération des battements du cœur, diminution de la sensibilité générale, etc. : tous ces phénomènes sont d'ailleurs connus depuis longtemps ; ils ne présentent donc qu'un intérêt secondaire pour le sujet que nous nous sommes proposé de traiter : aussi ne nous y arrêterons-nous pas davantage.

La canule reste fermée pendant *huit* minutes avant que nous ne voyons la vie de l'animal assez gravement compromise pour être obligé de recourir à la respiration artificielle. Le chien fait encore quelques efforts pour respirer. Le cœur n'a plus que 28 pulsations par minute.

La pupille, après avoir été contracté spasmodiquement, se trouve *dilatée au maximum*; la cornée est insensible (ce dernier phénomène a été peu observé par nos devanciers, et cependant nous croyons qu'il a une grande importance pour déterminer la période à laquelle se trouve l'animal asphyxié; il pourrait être un puissant auxiliaire dans le diagnostic de la mort apparente).

Nons ouvrons alors la canule et nous pratiquons la respiration artificielle à l'aide du soufflet ordinaire du laboratoire. Au bout de *deux* minutes, les contractions pupillaires reparaissent; les battements du cœur s'accélèrent; et, chose remarquable, la sensibilité de la cornée, qui avait été le dernier phénomène de la vie à disparaître, reparaît également en dernier lieu.

Au bout de quatre minutes, l'animal respire spontanément par la canule et revient complètement à la vie.

Que s'est-il passé chez cet animal ? La canule est restée fermée pendant *huit* minutes. Le phénomène de l'hématose a donc été suspendu pendant ce laps de temps. Mais au moment où le cours de l'air a été intercepté dans la trachée, le cœur envoyait encore aux organes du sang oxygéné; ce sang ne s'est désoxygéné que peu à peu en ne trouvant plus dans le poumon l'oxygène nécessaire à l'hématose et en se chargeant d'acide carbonique dans les différents tissus qu'il traversait; ce n'est donc pas brusquement mais par degrés qu'il est devenu impropre à la vie; c'est pourquoi nous avons pu laisser impunément la canule fermée pendant huit minutes; c'est pourquoi nous n'avons vu la vie disparaître que progressivement.

Ce qui frappe d'abord, ce sont les derniers efforts que l'animal fait pour respirer, ce qui prouve que le bulbe a encore été excité quelques instants après l'arrêt de la respiration, puis le ralentissement du rhythme cardiaque: au bout des huit minutes, le cœur n'a plus que vingt-huit pulsations, mais, notez-le bien, il bat encore alors que les mouvements respiratoires thoraciques ont complètement cessé. En troisième lieu vient la dilatation de la pupille, premier signe de mort apparente, et enfin l'insensibilité de la cornée.

Il est inutile, après avoir constaté l'insensibilité de la cornée, d'examiner l'état de la sensibilité des autres organes, puisqu'il est démontré que c'est dans cet endroit que se trouvent les dernières traces de la sensibilité.

Nous négligeons ici les *phénomènes du retour* pour nous en occuper dans un paragraphe spécial.

Expérience II. — Asphyxie par privation d'air renouvelée chez un animal qui a déjà été une fois ramené à la vie. Impossibilité d'un second rappel.

Seconde expérience faite sur le même animal, après deux heures de repos.

Notre chien se trouve placé exactement dans les mêmes conditions que précédemment. Il est maintenu sur la table d'expérimentation par un appareil de contention ; sa trachée est bouchée et se trouve en communication avec le soufflet à l'aide de la canule que nous ouvrirons lorsque nous voudrons pratiquer la respiration artificielle.

La canule reste fermée pendant sept minutes et demie ; cette fois l'animal, déjà fatigué par une première expérience, résiste moins à l'asphyxie. Il a terminé ses derniers efforts pour respirer ; son cœur ne donne plus que 14 pulsations. La pupille est complètement dilatée, la cornée absolument insensible.

Nous ouvrons la canule et pratiquons la respiration artificielle que nous continuons pendant douze minutes et demie sans résultat.

Dans cette seconde expérience, l'asphyxie s'est produite plus rapidement parce que l'animal était déjà fatigué par une première opération. Ainsi, la canule n'est restée fermée que sept minutes et demie au bout desquelles le cœur ne donnait plus que quatorze pulsations et menaçait de s'arrêter. La pupille s'était dilatée quelques instants auparavant, et l'insensibilité de la cornée, comme dans le cas précédent, n'est arrivée qu'en dernier lieu.

Le chien a succombé malgré une respiration artificielle pratiquée pendant douze minutes et demie.

Expérience III. — Asphyxie par privation d'air. Temps écoulé jusqu'à la mort apparente. Rappel à la vie. Ordre de succession des phénomènes dans le cours et le décours de l'asphyxie.

Expérience faite le 13 juin, sur un chien vigoureux, pesant 12 kilogrammes. Le nombre des mouvements d'inspiration avant l'expérience est 20, les pulsations cardiaques sont au nombre de 120.

Le chien est placé sur la table et il y est maintenu par un appareil de contention ; la canule de Bichat est adaptée à sa trachée ; elle reste fermée pendant *huit* minutes, au bout desquelles l'animal se trouve dans les conditions suivantes :

Il fait encore quelques faibles efforts pour respirer.

Le cœur donne 30 pulsations.

La pupille est complètement dilatée.

La sensibilité de la cornée a disparu.

L'animal se trouve en état de mort apparente.

Nous ouvrons alors la canule et nous pratiquons la respiration artificielle. Au bout de cinq minutes seulement nous observons le retour de la vie, c'est-à-dire, l'accélération des battements du cœur, des contractions pupillaires d'abord lentes, puis le retour de la sensibilité de la cornée Nous cessons alors la respiration artificielle, l'appareil est enlevé, et l'animal abandonné à lui-même. A la première inspiration spontanée, il se produit une dilatation pupillaire immédiate.

Le processus asphyxique est exactement le même que dans les cas précédents : 1° derniers efforts pour respirer; 2° diminution de l'accélération, mais persistance des battements du cœur ; 3° dilatation maximum de la pupille ;

4° insensibilité cornéenne. La suspension des phénomènes respiratoires avait été la même que pendant la première expérience : *huit* minutes.

Expérience IV. — **Reprise de l'expérience précédente. Rapidité relative de l'asphyxie. Rappel à la vie. Succession des phénomènes.**

Seconde expérience faite sur le même animal, après une heure de repos.

Le chien a 14 inspirations par minute.

Nous lui adaptons la canule, qui reste fermée pendant six minutes ; après quoi l'animal ne fait plus de mouvements pour respirer, ou du moins ne fait plus que quelques efforts à peine perceptibles.

Le cœur bat 16 a 18 fois.

La pupille est dilatée au maximum.

La cornée est insensible.

Quelques efforts thoraciques.

L'insensibilité cornéenne est restée constante dans toutes nos expériences, et c'est seulement après son apparition que nous pratiquons la respiration artificielle.

La respiration artificielle est donc faite au bout de six minutes.

Deux minutes seulement après notre intervention, les battements du cœur s'accélèrent.

Au bout de trois à quatre minutes les contractions pupillaires reparaissent et c'est seulement après cinq minutes que réapparaît la sensibilité de la cornée. Le chien est alors complètement revenu à la vie.

Même observation que pour la seconde expérience : l'animal fatigué a résisté moins longtemps à l'asphyxie, cependant il n'a pas succombé ; la canule n'est restée fermée que six minutes pour que la mort apparente se produise ; les phénomènes concernant le cœur, la pupille et la cornée se sont présentés absolument dans le même ordre que précédemment ; néanmoins, chose exceptionnelle, après avoir constaté la dilatation de la pupille et l'insensibilité de la cornée, nous avons encore remarqué quelques efforts thoraciques.

Expérience V. — Asphyxie par privation d'air. Mort apparente. Rappel à la vie. Ordre de succession des phénomènes dans les deux alternatives.

Expérience faite le 30 juin à une heure, à l'issue du cours de M. le professeur Béclard, sur un chien qui avait été préparé pour la respiration artificielle pendant la leçon même du professeur.

Le chien pèse 13 kilogrammes et a subi, comme nous venons de le dire, la trachéotomie ; il porte un tube dans sa trachée; ce tube est resté ouvert. L'animal est un peu haletant, mais respire largement. Son pouls est normal.

Nous fermons la trachée et, à la *cinquième* minute, l'animal n'a déjà plus que 7 pulsations; les effets de l'asphyxie ont d'ailleurs été très rapides ; ainsi, à la troisième minute, sa pupille était déjà complètement dilatée; à la quatrième, sa cornée était insensible. On peut dire qu'il y a mort apparente.

Nous pratiquons la respiration artificielle, et c'est seulement au bout de deux minutes que les battements du cœur s'accélèrent. Après trois minutes surviennent des contractions pupillaires qui se succèdent rapidement et arrivent à être punctiformes.

Après quatre minutes la sensibilité de la cornée reparaît. Nous cessons alors la respiration artificielle, l'appareil est enlevé, et la respiration se fait spontanément et d'une façon normale.

Remarquons ici que la mort a paru envahir l'animal beaucoup plus rapidement que dans les expériences précédentes; cela tient évidemment à ce que nous avions affaire à un chien surmené, et déjà fatigué par des manœuvres antérieures; il est, en effet, facile de concevoir qu'un animal qui, après avoir subi la trachéotomie, a respiré par une canule pendant deux heures, offre moins de résistance qu'un animal absolument sain. Est-ce aussi à l'épuisement que nous devons attribuer la rapidité avec laquelle la cornée est devenue insensible? Nous sommes en droit de le supposer.

D'après ces cinq expériences, nous pouvons affirmer

qu'un chien peut être impunément privé d'air pendant huit minutes. Ceux chez qui l'asphyxie a été plus rapide sont précisément ceux-là même qui avaient été fatigués par des expériences précédentes.

La vie ne disparaît que progressivement chez un animal privé d'air. Ce sont d'abord les phénomènes mécaniques de la respiration qui disparaissent les premiers ; ce fait a été observé dans toutes nos expériences (car nous ne comptons pas l'unique exception de l'expérience IV, où il s'est agi, d'ailleurs, très probablement, d'un de ces réflexes diaphragmatiques que l'on observe parfois dans de semblables conditions). Les battements du cœur diminuent rapidement, puis persistent. Enfin, la dilatation de la pupille et l'insensibilité de la cornée, phénomènes considérés comme signe de la mort réelle, ne sont ici que des signes de mort apparente, puisque nous avons toujours réussi à rappeler à la vie les chiens qui avaient déjà présenté ces phénomènes. Quatre fois nous avons observé la dilatation de la pupille avant l'insensibilité de la cornée ; une seule fois, dans notre expérience V, l'insensibilité de la cornée se manifesta avant la dilatation maximum de la pupille.

CHAPITRE II.

ORDRE DE SUCCESSION DES PHÉNOMÈNES PENDANT LE RETOUR A LA VIE.

Dans le chapitre précédent, nous avons laissé complètement de côté les phénomènes relatifs au retour de la vie ;

voyons donc quels sont ces phénomènes, et dans quel ordre ils se présentent. Que s'est-il passé chez nos animaux à partir du moment où nous avons ouvert la canule trachéale pour pratiquer la respiration artificielle?

Dans notre expérience I, ce n'est qu'au bout de deux minutes que nous avons perçu le premier signe du retour : la contraction de la pupille (myosis); dans les expériences suivantes, il s'est toujours écoulé un temps variable, mais très appréciable, entre le moment où l'on commençait la respiration artificielle, et le moment où l'on percevait le premier symptôme du retour de la vie. Cela se conçoit parfaitement : en effet, nous n'avons jamais commencé la respiration artificielle que lorsque les animaux étaient en état de mort apparente ; tous les organes avaient successivement cessé de fonctionner, parce qu'ils recevaient un sang impropre à leur nutrition et à l'entretien de leur activité; le cœur lui-même périssait faute d'oxygène. D'autre part, le sang, en continuant à circuler après l'arrêt de la respiration, avait également continué à se charger d'acide carbonique dans les tissus qu'il traversait, et y avait abandonné le peu d'oxygène qu'il avait emmagasiné ; il était donc, au moment où nous commencions la respiration artificielle, complètement désoxygéné ou peu s'en faut. Il faut donc bien admettre qu'un certain laps de temps est nécessaire pour que ce sang recueille assez d'oxygène pour apporter la chaleur, la vie et l'activité aux organes qu'il traverse; ce laps de temps doit être d'autant plus grand, que le cœur a perdu presque toute son activité, puisque ses battements sont à peine perceptibles au moment où nous intervenons; ce n'est donc qu'avec une très grande lenteur qu'il commence à envoyer aux tissus l'oxygène nécessaire aux combustions organiques.

Si nous joignons à ces considérations le fait suivant que Claude Bernard a parfaitement démontré, à savoir : que le sang veineux, après asphyxie par privation d'air, présente moins d'affinité pour l'oxygène que dans d'autres conditions, sa capacité pour ce gaz étant descendue de 13,9 pour 100 à 8,5 ; nous comprendrons parfaitement qu'un espace de temps notable soit nécessaire entre le moment où l'on intervient, et celui où reparaissent les premières manifestations de la vie.

Voyons maintenant dans quel ordre apparaissent ces manifestations.

Expérience VI. — Asphyxie par privation d'air. Ordre de succession des phénomènes pendant le retour à la vie.

Expérience faite le 10 juillet, sur un chien vigoureux ramené à la vie après sept minutes de privation d'air.

La trachée préalablement mise à nu, la canule de Bichat y est introduite et fermée.

Au bout d'une minute, le nombre des battements du cœur a diminué de plus de moitié.

Après la deuxième minute, la sensibilité de la cornée est déjà diminuée.

Après la sixième minute, la dilatation de la pupille est complète, la sensibilité de la cornée est absolument disparue.

Au bout de six minutes et demie, on ouvre la canule et on pratique la respiration artificielle.

Après une demi-minute, les battements du cœur *s'accélèrent*.

Après *deux* minutes, les contractions pupillaires reparaissent.

Après deux minutes et demie, la sensibilité de la cornée a reparu.

Après trois minutes, l'animal fait quelques mouvements.

Et enfin après cinq minutes et demie, il est abandonné à lui-même et respire spontanément.

Ainsi donc dans cette expérience la vie a reparu relativement assez tôt, une demi-minute après le commencement de la respiration artificielle. Le premier phénomène constaté fut l'*accélération cardiaque*, en second lieu c'est le *myosis* pupillaire, et enfin en troisième lieu reparaît la *sensibilité* de la cornée, qui fut suivie des mouvements spontanés de l'animal et du retour complet.

Dans le mémoire qu'il publia en 1877 sur l'asphyxie, Bœhm dit ceci : « Au moment de l'arrêt de la respiration, les pupilles sont dilatées au maximum et insensibles à la lumière jusqu'au retour de la respiration normale. Le retour de l'action cardiaque est sans influence sur la pupille ; celle-ci se contracte seulement quand l'animal respire naturellement, et, dans beaucoup de cas, il se produit un myosis anormal qui disparaît plus tard. »

D'après ce que nous observons dans l'expérience actuelle et dans toutes celles que nous avons rapportées dans le chapître précédent, l'observation de Bœhm nous paraît absoment erronée, puisque le premier phénomène de la vie que nous avons remarqué après l'accélération cardiaque, voire même concurremment avec cette accélération, fut toujours la *contraction* de la pupille, et que ce myosis est perçu bien avant que l'animal soit en état de respirer spontanément. Nous ne pouvons donc attribuer la production de ce phénomène qu'à l'apport d'un sang nouvellement oxygéné, et par cela même au retour de l'activité cardiaque.

Il est un fait qui nous a paru intéressant, et qui est resté constant dans toutes les expériences que nous avons faites, c'est celui-ci : la dilatation de la pupille s'est toujours produite avant l'insensibilité de la cornée, et d'autre part au moment du retour, le myosis a toujours eu lieu avant que la cornée redevienne sensible. Donc, parmi les symptômes que nous avons étudiés, la sensibilité de la cornée fut le dernier phénomène de la vie à disparaître ; elle reparut également en dernier lieu : phénomène fertile en conclusions pratiques. Lorsqu'en présence d'un cas d'asphyxie, nous observerons la dilatation de la pupille d'une part, et de l'autre la sensibilité de la cornée, nous pourrons affirmer qu'une intervention méthodique et bien dirigée aura de grandes chances d'être efficace.

Lorsqu'au contraire nous constaterons que la cornée est insensible, nous ne serons pas en droit de désespérer du résultat, c'est vrai, mais nous ne devrons pas perdre un seul instant pour mettre en œuvre tous les moyens curatifs en notre pouvoir. Le moindre retard pourrait perdre un malade qu'une intervention prompte et énergique aurait, non pas certainement, mais peut-être pu sauver. D'autre part, lorsque après avoir commencé la respiration artificielle, nous remarquerons du myosis, il nous sera permis d'espérer un résultat heureux ; lorsqu'apparaîtra la sensibilité de la cornée, nous pourrons affirmer que le patient est hors de danger.

Voici du reste une expérience dont nous ne tirerons pas de déductions pratiques, puisqu'elle nécessite la section d'un nerf, mais qui nous montre bien la succession des phénomènes telle que nous venons de l'indiquer.

Expériences VII. — Asphyxie par privation d'air. Essai de rappel à la vie par excitation du bout central de l'un des nerfs pneumogastriques.

Cette expérience fut faite le 14 juillet au laboratoire, sur un petit chien pesant 3 kilogrammes.

La canule de Bichat est adaptée et fermée.

Après deux minutes et demie, les phénomènes de l'asphyxie se présentent dans l'ordre suivant :

Arrêt de la respiration et du cœur.
Dilatation pupillaire rapide.
Insensibilité cornéenne.
Mort apparente.
Nous électrisons par un courant moyen le bout central du pneumogastrique droit, la canule est débouchée.
Le cœur rebat bientôt régulièrement.
Puis la respiration recommence.
Myosis progressif.
Sensibilité pupillaire.
Sensibilité de la cornée.

Ainsi donc, dans cette expérience comme dans les précédentes, les phénomènes de retour se sont produits dans le même ordre, quoique le moyen employé pour rappeler les fonctions de l'animal ait été tout différent de celui qui avait été employé jusqu'à présent.

CHAPITRE III.

DES SIGNES DE LA MORT APPARENTE ET RÉELLE DANS L'ASPHYXIE.

De tout ce qui précède, il résulte qu'il existe entre la vie et la *mort réelle* d'un sujet privé d'air une période jusqu'alors indéterminée, pendant laquelle la vie paraît avoir disparu sans que pour cela la mort soit un fait accompli. C'est de cette période que Bichat parlait en ces termes : « Vous observerez constamment que la vie animale s'interrompt d'abord, que les sensations, la perception, la locomotion volontaire, la voix se suspendent, que l'animal est mort au dehors, mais qu'au dedans le cœur bat encore quelque temps, que le pouls se soutient, etc. »

Un peu plus tard Faure désignait ainsi cette période transitoire entre la vie et la mort : «A un moment, rien dans l'aspect extérieur n'indique que le sujet appartienne encore à la vie. Tout signe de vie a disparu, la transition de la vie à la mort est absolument insensible, et l'on se demande après si la mort est bien réelle, comme on se demandait quelques minutes avant si le sujet était encore vivant. » Cet état désigné sous le nom de *mort apparente* a été magistralement décrit dans la thèse d'agrégation de M. le professeur Parrot, en 1860.

Nous ne voulons pas reprendre ici, après l'éminent professeur, l'étude de la mort apparente; nous nous contenterons d'examiner cette question simplement au point de vue de l'asphyxie. Combien de temps peut durer cette période ? A quels signes peut-on reconnaître que l'état de mort apparente a disparu pour faire place à la mort réelle ? Telles sont les déductions qu'il s'agit de tirer des faits énoncés plus haut.

Dans un mémoire remarquable, auquel nous avons trouvé beaucoup à emprunter dans le cours de ce modeste travail, M. A. Tardieu relate des expériences faites par la Société médico-chirurgicale de Londres en 1862, pour montrer combien de temps un animal pourrait être impunément privé d'air. D'après les expérimentateurs anglais, la période douteuse entre laquelle le retour à la vie est encore possible et celle où la mort est réelle, oscille entre 3′ 30″ et 4′ 10″ (expériences faites sur des chiens.)

Dans la travail publié par Bœhm en 1877 dans *Arch. für experiment. pathologie*, nous trouvons un tableau bien intéressant que nous croyons devoir reproduire ici

Numéros des EXPÉRIENCES.	Commencement de l'essai de rappel à la vie après l'arrêt complet de la respiration.	Commencement de l'essai après l'arrêt du cœur.	Durée de l'asphyxie.	Retour de l'action cardiaque normale			Retour de la respiration normale			
				Après l'essai de rappel à la vie.	Après l'arrêt du cœur.	Après l'arrêt de la respiration.	Après l'essai de rappel à la vie.	Après l'arrêt du cœur.	Après l'arrêt de la respiration.	Après le retour de l'action cardiaque.
IV	7′	1′	4′	4′	4′	5′	18′	19′	25′	13′40″
VII	2′	0	2′30″	15″	15″	1′55″	2′35″	2′35″	4′15″	2′20″
VIII	3′35″	0	2′25″	1′25″	1′25″	5′	5′25″	5′25″	9′	4′
IX	3′22″	50″	2′58″	40″	40″	3′52″	4′20″	5′10″	7′52″	3′50″
X	1′55″	0	2′30″	20″	20″	2′15″	1′35″	1′35″	3′30″	1′15″
XI	5 25″	0	3′45″	35″	35″	6′	5′10″	5′10″	10′35″	4′35″

Ce tableau présente les résultats de différentes expériences sur l'asphyxie par simple privation d'air, expériences faites en vue de déterminer la durée des différents états par lesquels passe un animal pendant les deux périodes d'asphyxie et de retour à l'aide de la respiration artificielle. Le professeur de Dorpat fit ses expériences sur des chats qu'il étouffait par occlusion de la trachée et auxquels il pratiquait la respiration artificielle à l'aide de l'insufflation d'air après trachéotomie.

A l'action du soufflet il joignait celle d'une compression méthodique sur la région précordiale.

Le tableau montre que des animaux à sang chaud ont pu être rappelés à la vie de deux à cinq minutes après l'arrêt des mouvements du cœur, et quatre à dix minutes après l'arrêt des mouvements respiratoires. La première expérience citée dans ce résumé montre même un cas très curieux. Un chat, chez qui on avait commencé la respiration artificielle une minute seulement après l'arrêt du cœur, ne respira spontanément que dix-neuf minutes après cet arrêt, et vingt-cinq minutes après l'arrêt de la respiration.

Nos expériences, qui toutes ont été faites sur des chiens, nous donnent, comme on a pu le voir plus haut, des chiffres plus uniformes que ceux de Bœhm, mais ils n'en oscillent pas moins dans les mêmes limites que ceux de l'expérimentateur allemand. Les chiens, sur lesquels nous avons opéré, ont été privés d'air pendant six, sept et huit minutes avant que nous ne croyions devoir intervenir, et ont été rappelés à la vie après quatre ou cinq minutes de respiration artificielle pratiquée à l'aide du soufflet mis en mouvement par le moteur à gaz.

Ces chiffres que nous avons fixés expérimentalement ne sont évidemment pas des limites infranchissables au delà desquelles le retour ou plutôt le rappel à la vie n'est plus possible dans aucun cas, la mort apparente étant devenue mort réelle. Si nous passons dans le domaine de l'observation, nous voyons des faits curieux dans lesquels la vie a été rappelée d'une façon tout à fait extraordinaire et inespérée ; nous ne reproduisons pas ici les intéressantes observations relatées dans la thèse de M. le professeur Parrot, parce qu'elles n'ont pas directement trait à l'asphyxie et que, par conséquent, elles ne rentrent pas dans le cadre de notre sujet. Cependant, ces observations nous montrent des cas curieux de mort apparente dans lesquels le retour de la vie n'a eu lieu que plusieurs heures après la cessation de tout phénomène perceptible d'action vitale.

Mais si nous ne pouvons pas invoquer ces faits bizarres, où la vie s'est trouvée tout à coup suspendue par on ne sait quelle cause mystérieuse ; si, sous prétexte que les sujets qui ont donné lieu à de semblables observations n'étaient pas dans les conditions de l'asphyxie, nous ne pouvons pas admettre la prolongation possible de la mort apparente dans ce dernier état, au delà des conditions de l'expérimentation ; il nous sera bien permis de nous appuyer sur certains faits où l'asphyxie était incontestable et où la mort apparente ayant duré très longtemps, la respiration artificielle a ramené la vie chez des sujets voués à une mort certaine. Personne ne conteste qu'un grand nombre d'enfants nés en état de mort apparente ont été sauvés par une respiration artificielle habile et opiniâtre, et cependant, pour ce qui concerne les nouveau-nés en particulier, on a quelquefois été obligé de pratiquer la respiration artificielle pendant près d'une demi-heure avant d'obtenir un résultat. Le travail de

M. Parrot cite deux observations à cet égard, l'une de M. le professeur Depaul, l'autre de M. Brachet, de Lyon. Dans l'un et l'autre cas, l'enfant était né en état de mort apparente ; le premier fut rappelé après vingt minutes d'insufflation pulmonaire, le second après vingt-cinq minutes du même traitement.

Un cas bien curieux est celui du pendu de Bloomfield, que nous trouvons rapporté dans l'article *Respiration artificielle* du Dictionnaire de médecine et de chirurgie pratique par Ch. Vibert ; le voici : «Après dix minutes de suspension, le Dr Jackson déclare que la vie a cessé ; la suspension dure encore quelques minutes, puis le corps est détaché, les médecins constatent qu'il n'y a plus de respiration ni de battements cardiaques. Ils pratiquent néanmoins la respiration artificielle, mais sans résultat ; Jackson et Mac-Donald électrisent alors le nerf vague, et, malgré une interruption motivée par l'intervention d'un magistrat, ils obtiennent des mouvements respiratoires. Une heure dix après la pendaison, le pouls était perçu à la radiale ; les pupilles se contractaient et le pendu avala un peu d'eau-de-vie ; au bout de cent trente et une minutes, la peau rougit sous l'influence des frictions ; il y eut quelques mouvements, et l'homme suivit des yeux les personnes présentes ; mais la continuation des soins fut interdite, et la mort survint définitivement au bout de quelques heures. »

Avec de tels exemples, il est bien difficile à notre avis de fixer une limite exacte et mathématique à la mort apparente. Et d'ailleurs, à quel signe nous en rapporterions-nous pour dire que la mort est réelle ? Invoquerons-nous l'arrêt de la respiration ? Non, certainement, puisque nous avons provoqué cet arrêt expérimentalement et que les animaux qui ne respiraient plus spontanément après que la trachée était débouchée étaient rappelés à la vie à l'aide de la respiration artificielle ; et cependant l'arrêt de la respiration est un signe de la mort.

Invoquerons-nous la cessation des battements du cœur ? Pas davantage, et cependant c'est là un signe qui a été considéré comme prouvant péremptoirement la disparition de la vie. « C'est en vain, dit Bouchut, qu'on chercherait dans la science un seul fait capable d'établir la possibilité de la persistance de la vie après la cessation des battements du cœur ; je n'en ai jamais trouvé, et j'ose assez préjuger de l'avenir pour croire qu'on n'en trouvera jamais. » Soit, mais il faut bien admettre qu'il est des cas, et ils sont nombreux, où l'on ne perçoit plus ni à la palpation ni à l'auscultation aucun signe d'activité cardiaque et où cependant la vie n'est pas encore complètement éteinte ; les expériences des frères Weber, de Budge, de Claude Bernard, de Bœhm, et nos propres expériences le prouvent surabondamment. Que l'on vienne dire que les battements du cœur, quoique inaccessibles à nos moyens d'investigation, n'en existaient pas moins dans les expériences ci-dessus mentionnées, nous voulons bien l'admettre. Mais comme le seul moyen qui soit en notre pouvoir pour constater si quelque chose est ou n'est pas, c'est l'observation, cette objection dans la pratique n'est plus qu'une subtilité. Aussi, chaque fois que nous trouvant en présence d'un cas de mort apparente, nous ne pourrons pas constater les battements du cœur, nous ne nous croirons jamais autorisé à dire qu'il y a mort réelle.

La dilatation de la pupille est également considérée comme un signe de la mort. Whytt et Haller sont les premiers qui aient signalé l'apparition de ce phénomène au moment de la mort. Bouchut en a fait un signe utile à la constatation des décès. Tout le monde sait que pendant l'agonie le diamètre de la pupille diminue considérablement, pour augmenter tout à coup, tantôt au moment de la mort, tantôt quelques minutes après la cessation des derniers battements du cœur. Cependant, la présence de ce phénomène, pas plus que les signes étudiés plus haut, ne nous permettra de conclure à la réalité de la mort, puisque dans toutes nos expériences la dilatation maximum de la pupille s'est produite une, deux et même trois minutes avant que nous ne pratiquions la respiration artificielle, et que nous avons toujours réussi à rappeler les animaux à la vie.

Il est inutile de reparler ici de l'insensibilité de la pupille et de la cornée, puisque ces phénomènes ont toujours été constatés avant que nous n'intervenions chez nos animaux, et cependant nous les avons toujours rappelés à la vie. Que nous reste-t-il donc pour affirmer la réalité de la mort ? A quel moment serons-nous autorisé à dire que la mort apparente a fait place à une mort certaine ? Nous y serons autorisé, lorsque tous les moyens convenables pour rappeler un asphyxié à la vie auront été employés sans succès ; alors seulement, mais jamais avant, nous ne nous permettrons de dire que le patient est réellement mort. Comme le dit si bien M. le professeur Parrot, la mort apparente ne se diagnostique pas sur le fait ; on ne la reconnaît qu'après coup.

Que conclure après cela, si ce n'est qu'il serait criminel, en présence d'un cas d'asphyxie quelconque, de s'attarder un seul instant à rechercher les signes de la mort, avant de mettre en œuvre tous les moyens possibles pour rallumer cette vie qui s'éteint ? Tous les symptômes que l'on observerait ne pourraient jamais servir qu'à reconnaître qu'on a plus ou moins de chances de sauver le patient, mais jamais à affirmer que la vie est définitivement éteinte.

Quels sont donc les moyens curatifs qui sont à notre disposition en pareil cas ? Quel est celui que nous préférons et que nous recommandons ? Ces questions vont faire l'objet de la seconde partie de notre travail.

DEUXIEME PARTIE

CHAPITRE PREMIER.

COUP D'ŒIL SUR LES PRINCIPALES MÉTHODES DE RESPIRATION ARTIFICIELLE.

§ Ier.

Quels sont les moyens qui, jusqu'ici, ont été employés pour faire cesser la mort apparente, pour rappeler les asphyxiés à la vie? De même que pour toutes les questions dont la solution a été longtemps cherchée, nous trouvons à celle-ci beaucoup de réponses. De tous temps, en effet, il y a eu des asphyxiés, que l'asphyxie ait été plus ou moins bien connue, qu'elle ait été plus ou moins confondue avec d'autres états qui ne présentent avec elle aucun rapport, peu importe; cela n'empêche pas que l'on ait toujours vu des noyés ou des gens suffoqués par privation d'air, quelle que soit d'ailleurs la cause de cette privation d'air. Donc, si le mal a toujours existé, il faut bien penser qu'on a toujours cherché à le combattre, aussi les remèdes que l'on a imaginés sont-ils innombrables. Nous n'allons pas essayer de les examiner et de les discuter tous, une semblable revue historique élargirait beaucoup trop, et cela sans grand intérêt, le cadre de notre travail. Aussi nous contenterons-nous d'examiner simplement les principaux moyens et particulièrement ceux dont l'efficacité a été constatée par l'expérimentation. En tête de cette revue rétrospective, nous placerons l'analyse de travaux intéressants faits par la Société médico-chirurgicale de Londres (1).

En 1862, cette société nomma deux sous-commissions; l'une fut chargée d'étudier la question de la mort apparente au moyen d'expériences sur les animaux vivants; l'autre dut étudier la même question au moyen d'expériences faites sur le cadavre. Ces deux sous-commissions ont institué des expériences et rédigé des rapports dans lesquels elles ont examiné et discuté différents modes de traitement de l'asphyxie, et particulièrement de l'asphyxie par submersion. Il nous est impossible de passer sous silence l'exposé de ce travail intéressant, qui, en somme, est d'une grande importance au point de vue de l'histoire du traitement de l'asphyxie.

Dans le rapport de la première sous-commission (expériences sur les animaux) ont été successivement étudiés : la cautérisation par le fer rouge, la saignée, les affusions froides et les douches, les douches alternativement chaudes et froides, le galvanisme et enfin l'acupuncture du diaphragme.

En ce qui concerne la cautérisation au fer rouge, cinq expériences ont été faites ; en voici une :

« Un chien de moyenne taille fut privé d'air par le procédé ordinaire, l'occlusion de la trachée; une minute après

(1) Amb. Tardieu. Annales d'hygiène, 1863.

sa dernière respiration, on appliqua le cautère actuel, on promena rapidement sur divers points de la poitrine et du dos un fer chauffé à blanc à un bec de gaz : le chien était mort, car on ne constata plus aucun signe de vie. »

Les quatre autres expériences faites dans des conditions identiques ne donnèrent pas de meilleur résultat.

La saignée fut pratiquée dans trois expériences.

« Un chien de forte taille fut étouffé par le procédé ordinaire, l'occlusion de la trachée. Deux minutes quarante-cinq secondes après, dernier effort pour respirer. Trois quarts de minute plus tard, on ouvrit la veine jugulaire : les battements du cœur se réveillèrent pendant un moment, mais le chien mourut. »

« Un chien fut submergé pendant une minute trois secondes; immédiatement après qu'on l'eut retiré de l'eau, on ouvrit la jugulaire : pas de signe de vie. »

La troisième expérience, pratiquée dans les mêmes conditions que celle-ci, ne donna pas de plus brillants résultats que les deux premières.

Quatre fois on expérimenta les affusions froides et les douches, on obtint un seul résultat positif: trois animaux sur quatre succombèrent.

Voici d'ailleurs la façon dont on a opéré :

« On boucha la trachée d'un fort chien qui fit un dernier effort pour respirer au bout de trois minutes trente-cinq secondes; on enleva le bouchon une minute après et on fit des affusions froides : l'animal mourut. »

« Un chien adulte fut privé d'air de la même façon que le dernier; au bout de trois minutes quarante secondes, il fit un dernier effort pour respirer. Une minute après, c'est-à-dire quatre minutes quarante secondes depuis le début de l'apnée, le bouchon fut retiré et le chien plongé dans l'eau froide. Au bout de trente-cinq secondes on répéta l'immersion, et une minute vingt secondes après, le chien respira et se ranima parfaitement. »

« Un petit chien fut traité de la façon précédente. Une minute après la dernière respiration, on appliqua la douche froide et on la répéta deux fois à un intervalle de vingt-cinq secondes; le cœur battit encore neuf minutes trente secondes, mais le chien mourut. »

Enfin, dans une quatrième expérience, un fort chien fut traité de la même façon et avec le même résultat, la mort.

Les douches alternativement froides et chaudes parurent donner de meilleurs résultats; sur trois expériences faites, deux furent positives. Il est inutile d'entrer ici dans le détail des expériences : elles furent faites comme précédemment, c'est-à-dire qu'on ne débarrassa le chien de son bouchon trachéal qu'une minute après son dernier mouvement respiratoire; c'est alors seulement qu'on lui administra successivement et avec vigueur les deux espèces de douches.

Le galvanisme fut employé dans sept expériences; trois furent suivies de succès; dans les quatre autres, les animaux succombèrent. Prenons au hasard deux de ces expériences, l'une positive, l'autre négative.

« On boucha la trachée d'un chien de moyenne taille; une minute après le dernier mouvement respiratoire, on retira le bouchon et l'on appliqua le galvanisme; une minute dix secondes après, l'animal fit une respiration naturelle et se remit promptement. »

« Un chien fut traité exactement de la même façon que le précédent, c'est-à-dire qu'une minute après la cessation de tout mouvement respiratoire, on enleva le bouchon et l'on appliqua le galvanisme; l'animal mourut. »

Il est bien regrettable que le rapport ne nous apprenne pas comment a été pratiqué le galvanisme.

Les dernières expériences faites par cette sous-commission eurent lieu à l'aide de l'acupuncture du diaphragme ; elles sont au nombre de quatre : nous en citons deux simplement pour faire voir la façon dont on a opéré dans ce dernier cas.

« Un chien de taille moyenne fut étouffé par l'occlusion de la trachée et fit son dernier effort pour respirer au bout de trois minutes vingt-cinq secondes. Une minute après, on retira le bouchon et on piqua le diaphragme au moyen d'une aiguille, il en résulta une inspiration naturelle et l'animal se ranima. »

« Un autre chien fut privé d'air par l'occlusion de la trachée ; une minute après le dernier effort de respiration, le diaphragme fut piqué ; enfin, une autre minute après, on appliqua le galvanisme, et ce fut cependant sans résultat : l'animal mourut. »

Sur ces quatre expériences concernant l'acupuncture du diaphragme, deux furent suivies de succès, les deux autres n'eurent que des résultats négatifs.

Ainsi qu'on peut le voir, l'expérimentation de ces différents procédés n'a pas donné de résultat bien satisfaisant. La Société médico-chirurgicale de Londres n'en recommande d'ailleurs aucun, et elle a raison. Leur peu d'efficacité ne permet pas d'employer de semblables moyens dans la pratique. S'ils ont quelquefois réussi dans l'expérimentation, ils causeraient dans la pratique une perte de temps considérable et par conséquent un danger. Aussi ne recommandons-nous de les employer que lorsque d'autres moyens, que l'on peut à bon droit considérer comme plus efficaces, auront été employés sans résultat.

§ II.

La seconde sous-commission, comme nous l'avons dit plus haut, fit ses expériences sur des cadavres.

Les diverses méthodes qu'elle mit à l'étude furent :

1° La pression exercée par les mains sur la paroi antérieure du thorax, le corps étant dans la pronation.

2° La méthode du Dr Marshall-Hall, qui consiste essentiellement à tourner doucement le corps sur le côté et un peu en arrière, puis à le ramener brusquement en avant et cela alternativement. On exerce en outre une pression sur la paroi postérieure du thorax chaque fois que le corps est amené dans la pronation.

3° La méthode du Dr Sylvester, qui consiste à étendre les bras et à les élever de chaque côté de la tête. Ce mouvement produit l'inspiration ; quant à l'expiration, elle se fait tout naturellement lorsqu'on replace les bras de chaque côté de la poitrine.

Les observateurs anglais sont parvenus, en mettant la cage thoracique en communication avec un spiromètre, à mesurer la quantité d'air inspiré et expiré, à l'aide de ces différents procédés.

Expérience faite sur le cadavre pour déterminer la meilleure méthode d'introduction de l'air dans les poumons (24 février 1862, hôpital Saint-Barthélemy.)

Le cadavre est celui d'un homme d'âge moyen, bien constitué, mort depuis quelques jours. Commencement de putréfaction, poitrine naturellement conformée, résonnance normale à la percussion, excepté à la région latérale droite où le son est obscur.

Obs. I.—Méthode du Dr Sylvester. Le cadavre repose sur le dos, la tête légèrement pendante sur le bord de la table. L'extension et l'élévation graduelle des deux bras furent suivies de l'introduction de 17 pouces cubes d'air dans les poumons. En replacant les bras le long des côtés, on produisit une expiration de 15 pouces cubes d'air.

Cette observation fut répétée plusieurs fois de suite et avec le même résultat.

Observation IV, faite pour montrer les effets de la pression sur le sternum.—On exerça avecla main sur la partie inférieure du sternum une pression graduelle et modérée : 15 pouces d'air furent expirés ; en arrêtant la pression, 9 pouces d'air furent introduits.

Observation V. — Effets de la méthode du docteur Sylvester, combinée avec la pression sur le sternum; extension des bras, 17 pouces et demi cubes inspirés ; abaissement des bras, 15 pouces cubes expirés. En exerçant alors une pression sur le milieu du sternum, 8 pouces cubes furent expirés en plus, c'est-à-dire en tout 23 pouces cubes.

Cette observation répétée une seconde fois donna un résultat analogue.

Observation VII. — La pression seule sur la partie inférieure du sternum donne une respiration de 10 pouces cubes d'air.

Observation VIII. — La pression exercée sur la main simultanément sur les deux côtés de la poitrine donne une expiration de 10 pouces cubes d'air.

Observation IX. — Méthode du Dr Marshall-Hall. Au commencement de l'observation, le corps reposait sur le dos. Décubitus latéral gauche, expiration de 2 pouces et demi cubes d'air. Décubitus sur le ventre, expiration de 7 pouces cubes. En remettant le sujet en supination, il y eut un très faible déplacement d'air. En répétant les autres méthodes sur ce sujet, on n'obtint plus de résultats uniformes ou définitifs. On pensa alors qu'il s'était produit quelque obstacle dans les voies aériennes, soit par des liquides, soit par d'autres substances, à la suite des changements de position qu'exige la méthode de Marsahl-Hall. En conséquence, on cessa de faire des observations avec ce sujet.

Deuxième cadavre (même jour et même lieu). — Jeune homme de bonne santé apparente, mort d'une commotion cérébrale à la suite d'une chute de voiture depuis trois jours. Pas trace de fracture de côte ou d'une blessure quelconqne. Aucun signe de putréfaction commençante. Bonne résonnance à la percussion des parties antérieure et latérales du thorax.

Observation X., — Méthode de Marshal-Hall. Le sujet est dans le décubitus dorsal au commencement de l'observation. Quand on le tourne sur le côté, l'air ne semble pas déplacé, l'aiguille restant immobile. Le corps est couché sur la face, et 7 pouces et demi cubes d'air sont inspirés. Décubitus dorsal pour la seconde fois, inspiration de 2 pouces cubes d'air. On répéta l'observation, le corps étant remis sur la face, puis remis sur le dos, mais on ne nota aucun déplacement d'air. En raison de la petite quantité d'air déplacé dans la première de ces observations, on fit minutieusement l'inspection de l'appareil pour s'assurer si rien n'était dérangé. On trouva tout en ordre, ainsi que le prouvèrent du reste les observations suivantes :

Passons ici quelques-unes des observations qui ne sont que des répétitions des précédentes.

Observation XVIII, faite pour montrer les effets de la pression au moyen d'un large bandage entourant la poitrine.

On fit plusieurs fois l'expérience, et la moyenne fut de 8 à 10 pouces cubes d'air inspiré ou expiré, suivant qu'il y avait ou non une pression exercée.

Il serait superflu de relater ici toutes les expériences des observateurs anglais, notre intention n'ayant été que de montrer la façon dont ils ont opéré, en même temps que les résultats obtenus. Nous terminerons donc l'analyse de ces travaux en jetant un coup d'œil rapide sur les conclusions. Les voici en peu de mots :

1° La pression exercée avec les deux mains sur le tiers inférieur du sternum, chez un homme adulte, déplaça ordinairement 8 à 10 pouces cubes d'air.

2° La pression faite de la même manière sur la partie supérieure du steruum déplaça en moyenne 2 à 3 pouces cubes d'air en moins.

3° La pression exercée d'une main sur la partie supérieure du sternum, et de l'autre sur la partie inférieure, produisirent à peu près les mêmes résultats que la pression sur la partie inférieure seule.

4° La pression d'un poids sur le tiers inférieur du sternum donne des résultats identiques suivant son degré.

5° La pression latérale et simultanée sur les côtes et les cartilages intercostaux de chaque côté ne fut jamais plus efficace, si même elle ne le fut pas un peu moins.

6° La compression au moyen d'une large bande entourant la poitrine et disposée de telle façon que les deux chefs croisés fussent tirés en sens inverse par deux personnes, n'a pas produit d'effet plus puissant que la pression exercée avec les mains sur le sternum ou sur les côtes, c'est-à-dire l'expiration de 8 à 10 pouces cubes d'air.

7° En ce qui concerne la méthode de Marshal-Hall, la quantité d'air expiré a toujours été supérieure à la quantité d'air inspiré. Ainsi lorsque le sujet étant dans le décubitus dorsal, on le portait dans le décubitus latéral, on obtenait généralement une inspiration de 1 à 8 pouces cubes d'air, jamais supérieure, et le plus souvent bien inférieure à 8. Lorsqu'au contraire le sujet était placé sur l'abdomen, la quantité d'air expiré était un peu plus considérable sans jamais excéder 10 pouces cubes. On augmentait encore le volume d'air expiré, exerçant, lorsque le malade était sur la face, une pression sur la région dorsale. De plus, avec cette méthode, les résultats furent excessivement variables.

8° — Pour ce qui regarde la méthode du Dr Sylvester, on reconnut qu'à l'extension des bras et à leur élévation, correspondait une inspiration, variant, chez divers sujets, de 9 à 44 pouces cubes d'air. De plus, on trouva que les expériences successives sur le même sujet étaient remarquablement uniformes. Lorsqu'on ramenait les bras le long du tronc, l'air expiré avait un volume sensiblement égal à celui de l'air inspiré, quelquefois il était moindre. Les mouvements alternatifs des bras combinés à une pression sur la partie inférieure du sternum amenaient un déplacement d'air régulier, qui, dans plusieurs circonstances, fut de 30, et, dans un cas, s'éleva jusqu'à 50 pouces cubes d'air.

Les expérimentateurs qui recommandent beaucoup cette dernière méthode font remarquer en outre que le premier mouvement que pratiqua le Dr Sylvester, est un mouvement d'inspiration, tandis que le premier mouvement dans la méthode de Marshal-Hall est un mouvement d'expiration. Si, d'autre part, on remarque que, dès que la respiration a cessé, le thorax se trouve en expiration, on comprendra facilement que la méthode de Sylvester, tenant compte davantage des faits physiologiques, soit arrivée à de meilleurs résultats que celle de Marshal-Hall.

Ainsi donc, dès 1862, les méthodes dites d'*aspirations* sont presque seules en honneur. Le procédé de Sylvester fut un peu plus tard modifié par Pacini, et enfin tout récemment Voillez présentait à l'Académie de médecine un spirophore destiné à pratiquer la respiration artificielle et reposant sur le principe de l'*aspiration*.

Pacini eut l'idée d'opérer la traction inspiratoire par l'intermédiaire des clavicules en voyant les garçons d'amphithéâtre transporter un cadavre en le tenant par les bras sous les aisselles ; on entend souvent alors l'air pénétrer dans la poitrine, en faisant vibrer les cordes vocales, et, au moment où le corps est jeté sur la table, une expiration bruyante se produit. Voici comment Pacini veut que l'on opère :

« Après avoir débarrassé la bouche des corps étrangers qu'elle pourrait contenir, on dégage le thorax et l'abdomen des vêtements qui serrent ces cavités, on maintient la tête dans la direction ordinaire du tronc, et, après s'être placé derrière elle, on empoigne fortement la partie supérieure des deux bras près du moignon des épaules, en plaçant le pouce en avant sur le col de l'humérus et les quatre autres doigts par derrière. En soulevant en même temps le moignon des épaules, on cherche à utiliser la connexion des clavicules avec le sternum pour élever cet os avec les côtes correspondantes. »

Ce procédé paraît introduire plus d'air dans la poitrine que celui de Sylvester parce qu'il dilate d'une façon efficace deux diamètres du thorax.

M. Woilliez imagina un spirophore, dont il présenta un

nouveau spécimen à l'Académie de médecine dans la séance du 28 juin 1881. Cet appareil consiste en un grand cylindre destiné à recevoir le corps, la tête seule sort par une ouverture pratiquée dans le couvercle de ce cylindre. Une toile imperméable fixe la tête à l'ouverture pour empêcher la pénétration de l'air dans l'appareil. L'expiration est pratiquée à l'aide d'un soufflet situé à la partie inférieure, et que l'on manœuvre à l'aide d'un levier. M. Woillez prétend que la mort apparente est réelle, si la respiration artificielle avec le spirophore a été pratiquée pendant dix ou quinze minutes sans résultat, car alors deux ou trois cents litres d'air auront traversé les poumons. Nous ne doutons pas que cet expérimentation n'ait obtenu et n'obtienne encore d'excellents résultats, mais il faut avouer que, dans la pratique, le maniement d'un semblable instrument présente des difficultés insurmontables.

Il est enfin un moyen très ancien dont nous n'aurions pas parlé ici, si nous n'avions pas vu les instruments, qu'il exige, figurer dans les boîtes de secours de la Seine, nous avons nommé l'*insufflation de fumée de tabac dans le rectum*. Dans ces boîtes, que nous avons cru intéressant de visiter, nous avons trouvé quelques instruments utiles, entre autres, un spéculum laryngien de Labordette, un marteau de Mayor, divers flacons contenant de l'alcool, de l'éther, etc.

Mais, ce qui nous a étonné, c'est de voir que les instruments destinés aux insufflations de tabac, étaient les plus nombreux et les plus développés. Nous ne voudrions pas nier que cette insufflation eût quelque influence sur l'excitation du système nerveux ; mais il est bien inutile, lorsqu'on se trouve en présence d'un cas d'asphyxie, de perdre son temps en des manœuvres dont l'efficacité n'est après tout que problématique, lorsqu'on dispose de moyens plus sérieux. Aussi verrions-nous sans inconvénient le tabac et l'appareil à fumigation disparaître des postes de secours ; les boîtes seraient moins encombrées et les asphyxiés ne s'en porteraient pas plus mal.

Tels sont les principaux procédés dont nous avons cru devoir donner à grandes lignes la description et la valeur. Jusqu'ici nous n'avons pas parlé de l'insufflation, nous l'avons fait avec intention, parce que précisément la méthode que nous avons employée dans nos expériences et que nous présentons aujourd'hui, est elle-même une méthode d'insufflation ; cette question fera donc l'objet de notre dernier chapitre.

CHAPITRE II.

PROCÉDÉ DE L'INSUFFLATION PULMONAIRE

Séduit par les magnifiques résultats de l'expérimentation, nous avons pensé que le moyen employé dans les laboratoires serait, une fois transporté dans la pratique, très utile et très efficace pour faire la respiration artificielle. Cette opération se fait, comme on le voit, à l'aide d'un soufflet mû par le moteur à gaz ou par la main d'un aide, lequel soufflet se trouve en communication directe par un tube de caoutchouc avec une canule placée dans la trachée. C'est, en somme, un procédé d'insufflation.

L'insufflation pulmonaire dans le traitement de l'asphyxie est peut-être la méthode la plus anciennement employée. Elle peut se pratiquer directement de bouche à bouche en fermant les narines du sujet; elle peut se faire à l'aide d un tube placé dans une narine, l'autre narine et la bouche étant fermées.

Le Dr Marchand conseille de se servir d'un tuyau de pipe que l'on peut trouver partout. On l'a faite aussi à l'aide d'un simple soufflet. Il n'est pas nécessaire de réfléchir bien longtemps pour voir que tous ces procédés sont très défectueux; l'insufflation, pratiquée de la sorte, ne peut pas se faire d'une façon méthodique et régulière ; avec la bouche on ne peut continuer la respiration artificielle aussi longtemps qu'il le faudrait dans bien des cas, avec le simple soufflet on ne peut pas mesurer la quantité d'air que l'on envoie, on ne peut pas l'envoyer régulièrement, on a donc peu de chance de réussir et l'on s'expose à des accidents ; ce sont ces procédés défectueux qui justifient en quelque sorte les critiques sévères que l'on a adressées à la méthode d'insufflation en général. Ces critiques peuvent se grouper sous deux chefs principaux : 1° l'insufflation ne remplit pas le but que l'on se propose d'atteindre en l'employant ; 2° elle peut produire des accidents sérieux.

Les objections du premier groupe sont les suivantes : 1° on ne peut pas, à l'aide de cette méthode, envoyer une quantité d'air suffisante dans les poumons, assertion dont nous pouvons démontrer principalement la fausseté par les expériences que nous exposerons plus loin ; 2° l'insufflation amène l'abaissement de l'épiglotte, l'obturation du larynx, et, par suite, l'air pénètre dans les intestins qu'il distend, en rendant très difficile la dilatation ultérieure des poumons.

Il suffit d'avoir vu pratiquer l'insufflation une ou deux fois, dans la pratique ou dans l'expérimentation, pour voir combien ces craintes sont vaines. D'ailleurs, prenez un cadavre, insufflez lui de l'air lentement, avec ménagement, comme cela doit toujours se faire lorsqu'on pratique la respiration artificielle, et vous verrez que la plus grande partie, pour ne pas dire la totalité de l'air insufflé, pénètre dans le poumon ; 3° l'insufflation, d'après Pacini, amène une augmentation de pression dans le poumon et dans la cage thoracique, tandis que, lors d'une inspiration naturelle, c'est, au contraire, une diminution de pression qui se produit ; de cette façon, l'acide carbonique ou les gaz contenus dans le sang n'ont aucune tendance à s'en échapper. Cette objection, au premier abord, paraît plus sérieuse que les précédentes, mais comme celles-ci elle se trouve réfutée par des faits et des résultats que l'on ne peut pas nier. Et, d'ailleurs, il suffit de considérer d'une part, l'état dans lequel se trouve la poitrine au moment de la mort apparente état d'expiration, l'extrême élasticité des parois thoraciques ; et, d'autre part, la quantité mesurée d'air que l'on envoie dans le poumon à chaque insufflation, pour se convaincre que cette objection est aussi spécieuse que les autres.

Tous les accidents que l'on a reprochés à l'insufflation sont les déchirures du poumon avec emphysème ou épanchement de gaz dans la plèvre.

Leroy d'Etiolles qui, le premier, lança ces accusations, rapporta des faits dans lesquels des accidents graves étaient survenus à la suite de l'insufflation, et il réussit à produire des lésions pulmonaires sur des cadavres et des animaux. Les faits sont incontestables, c'est vrai, mais il s'agit de savoir comment a été pratiquée l'insufflation. Si, par exemple, ils sont tous de la nature de celui-ci que raconte Leroy d'Etiolles: « Un jeune homme, en jouant avec sa maîtresse, s'avise de lui souffler brusquement dans la bouche après lui avoir pincé le nez. Il s'ensuivit un sentiment de suffocation douloureuse qui dura plusieurs jours, et qui effraya singulièrement les acteurs d'une scène qui ne devait être que gaie. » Il est évident, qu'étant donnée la façon dont l'air a été insufflé, nous sortons ici des conditions ordinaires et que, par conséquent, ce fait ne peut pas être invoqué pour condamner une méthode qui a fait ses preuves et qui est encore appelée à rendre de grands services. Et, d'ailleurs, rapprochons donc des faits allégués par Leroy d'Etiolles les expériences instituées par Budin pour montrer la résistance des vésicules pulmonaires. « Le poumon est mis en communication avec une grande vessie à parois épaisses ; une planche était placée sur cette vessie et lui transmettait une pression égale au poids de deux personnes ; l'air passait avec cette énorme pression dans les deux poumons qui se distendaient considérablement. Dans toutes ces expériences les poumons, qui étaient ceux d'enfants ayant vécu, restèrent intacts, une fois seulement il se produisit un peu d'emphysème. » Voilà certes des résultats qui sont faits pour dissiper toutes les craintes que l'on peut avoir à l'égard de l'insufflation surtout lorsque cette opération sera faite méthodiquement et avec ménagements.

Ainsi donc, malgré toutes les critiques dont l'insufflation a été l'objet, nous persistons à croire que le procédé employé dans le laboratoire est un excellent moyen pour pratiquer la respiration artificielle, et que c'est aux données de l'expérimentation qu'il faut s'adresser pour opposer à la mort apparente un mode de traitement sûr, pratique et efficace.

Malheureusement cette méthode, à laquelle nous avons recours lorsque nous opérons sur des animaux, présente un inconvénient grave ; en effet, elle nécessite une opération prélable, la *trachéotomie*, qui en rend l'application impraticable dans des mains inexpérimentées ; de plus, si cette opération ne présente pas une objection sérieuse pour les animaux qui la supportent très bien, il n'en est pas de même pour l'homme et surtout pour l'enfant ; dans tous les cas, ce ne pourrait être un procédé convenable à faire entrer dans la pratique journalière des postes de secours.

Débarrasser le procédé du soufflet de la nécessité de la trachéotomie, sans pour cela lui enlever de son efficacité, c'est résoudre le problème et doter les sauveteurs d'un moyen facile et sérieux de pratiquer la respiration artificielle. Quelques tentatives ont bien été faites pour atteindre le but que nous poursuivons, mais si elles ne sont pas infructueuses, elles ne nous paraissent pas non plus réunir toutes les qualités nécessaires pour obtenir des résultats sérieux.

Ainsi, il y a deux ou trois ans, on pouvait voir à l'exposition de Bruxelles un appareil ingénieux, inventé par un homme absolument étranger à la médecine et à la science, M. Sorlin-Quentin, de Banteux (Nord). Cet appareil consiste en un double soufflet reposant sur une monture en bois, laquelle est montée sur des pieds en métal. Le soufflet A est destiné à l'inspiration, le soufflet B à l'expiration ; la soupape du soufflet A est ouverte pendant l'expansion, tandis que celle du soufflet B n'est ouverte qu'au moment où l'on abaisse le levier commun aux deux soufflets. Ces deux soufflets sont mis en communication à l'aide d'un tuyau avec un tube destiné à s'adapter à la bouche. Pendant l'opération, la bouche est hermétiquement fermée à l'aide d'une plaque métallique recouverte d'une rondelle de cuir, à travers laquelle passe le tube; le nez est également fermé, grâce à une petite pince métallique.

A l'aide de cet appareil, l'insufflation doit se faire uniquement par la bouche, mode très défectueux; si, comme l'affirme l'auteur du procédé, et comme nous sommes tout disposé à le croire, l'expérience réussit très bien chez des gens bien portants qui veulent s'y soumettre, il est fort probable qu'il n'en serait plus de même en présence d'un cas de mort apparente. Dans le premier cas, les personnes qui se sont soumises à l'expérience voulaient respirer, et par conséquent se mettaient dans les meilleures conditions possibles pour cela; dans un cas de mort apparente, au contraire, la volition a disparu, les organes inertes obéissent déjà aux simples lois de la physique, la position de la langue peut alors être un obstacle sérieux à la pénétration de l'air dans les voies respiratoires; c'est alors que l'on pourrait peut-être craindre les accidents résultant de la pneumatose stomacale.

En somme, si M. Sorlin s'est fait des illusions sur l'efficacité de son procédé, il n'en a pas moins le mérite, d'autant plus grand pour un homme étranger à la science, d'avoir cherché à mettre dans les mains des sauveteurs un appareil qu'il croyait apte à donner des résultats satisfaisants; nous ne recommandons pas cet appareil, mais nous n'en reconnaissons pas moins que l'auteur a fait œuvre de philanthrope, et nous devons lui en savoir gré.

Il y a quelques années, M. le Dr Gréhant avait pensé à pratiquer la respiration artificielle chez le chien à l'aide d'une poire en caoutchouc qu'il lui introduisait dans la gueule; mais ce projet n'eut pas de suite, nous ne le mentionnons donc que pour mémoire.

Donc, malgré les tentatives faites pour arriver à sa solution, le problème subsiste encore presque en entier : débarrasser le procédé du soufflet de la nécessité de la trachéotomie pour le rendre pratiquement applicable.

La première idée qui vienne à l'esprit est de remplacer la trachéotomie par l'introduction d'un tube laryngien ; mais on sait la difficulté de l'introduction de ces tubes, introduction qui peut fort bien ne pas être sans danger consécutif pour l'organe vocal. En second lieu, en admettant qu'on ait toujours sous la main un médecin pour introduire un tube laryngien, cette opération nécessiterait une perte de temps assez longue pour compromettre le succès ; le tube laryngien n'est donc pas un moyen pratique et par conséquent doit être rejeté.

Nous avons tout d'abord essayé la respiration artificielle par l'intermédiaire tout naturel des voies nasales, à l'aide d'un petit appareil fort simple : il se composait de deux sondes destinées à être introduites dans chacune des narines du chien ; ces deux sondes étaient fixées à l'aide d'un emmanchement à bayonnette à l'extrémité fermée d'un petit cylindre ; l'autre extrémité de ce cylindre, porteur en son milieu d'une fente semblable à celles que l'on voit sur les canules trachéales ordinaires, était destinée à être mise en communication avec le soufflet à l'aide d'un tube de caoutchouc.

Une première expérience ne nous donna pas les résultats que nous espérions ; l'introduction des sondes dans les narines du chien fut difficile, et lorsque nous avons tenté de pratiquer la respiration artificielle, après que M. Laborde eut piqué le bulbe de l'animal, nous avons eu bien du mal à constater quelques faibles mouvements d'expansion thoracique ; c'était donc un procédé défectueux, du moins chez le chien, aussi nous sommes-nous empressé de l'abandonner.

C'est alors que nous est venue l'idée d'un masque emboitant bien le museau de l'animal; seulement, il fallait que ce masque fut rigide, pour ne pas permettre dans son intérieur un emmagasinement d'air, qui resterait à l'entrée des fosses nasales et qui, par conséquent, ne pénétrerait pas dans les voies respiratoires. Nous fîmes donc construire, par M. Ch. Verdin, constructeur du laboratoire, un masque fort simple; il consistait en un simple cylindre de cuivre, assez large pour contenir le museau d'un chien ordinaire; ce cylindre portait à son extrémité fermée un tube destiné à s'adapter avec le tube de caoutchouc du soufflet. Cet appareil, ou plutôt ce schéma d'appareil, était, comme on le voit, bien imparfait, et cependant, le résultat merveilleux, que nous donna la première expérience, ne pouvait laisser aucun doute sur la réussite assurée du procédé.

Voici cette expérience.

EXPÉRIENCE faite le 23 févrie. à trois heures au laboratoire du collège Rollin.

MM. Laborde et Rondeau prenaient des tracés graphiques de la respiration sur un chien noir et d'assez forte taille. Le chien est attaché sur la table à expériences, le pneumographe est fixé sur son thorax pour prendre le tracé de la respiration normale.

M. Laborde met à nu les pneumogastriques, mais ne les sectionne pas; il les excite à l'aide d'un courant moyen, pour voir sur le graphique l'arrêt de la respiration; les réophores ne sont appliqués qu'un instant; cependant, lorsqu'on les enlève, la respiration spontanée ne reprend pas; on essaie de la faire reparaître à l'aide de pressions méthodiques sur le thorax, à l'aide de la galvanisation, un réophore étant placé sur la langue, l'autre à l'anus: vains efforts. Il s'est déjà écoulé quelques minutes depuis que l'animal ne respire plus, les battements du cœur sont considérablement diminués de fréquence et d'intensité, c'est alors seulement que nous appliquons notre masque très imparfait sur le museau de l'animal; comme le cylindre en question ne porte aucune fente, nous interposons une canule trachéale dans le tube de caoutchouc, pour permettre l'expiration; l'appareil, ainsi disposé, est mis en communication avec le soufflet que le garçon du laboratoire fait marcher.

Au bout de quelques minutes, l'animal respirait lui-même. Nous n'avons pas pu constater les phénomènes oculo-pupillaires, parce que nous nous trouvions dans une chambre obscure et que l'animal était couché sur le dos; lorsque l'animal fut complètement remis, on reprit d'autres tracés.

En dernier lieu, on voulut prendre le tracé du cœur à nu; il fallut donc ouvrir la poitrine de l'animal; ce qui nécessite, bien entendu, l'intervention de la respiration artificielle, pour que l'animal continue à vivre. Nous avons donc fait une seconde application du masque, et, pendant plus d'une demi-heure que l'on prît des tracés, nous avons réussi à faire la respiration artificielle aussi bien qu'on l'avait faite avec la trachéotomie. A chaque mouvement du soufflet, on voyait le poumon se dilater bien régulièrement.

Un semblable résultat obtenu, malgré les imperfections considérables de l'appareil employé, est assez concluant pour inviter à de nouvelles recherches et pour faire espérer des déductions pratiques d'un haut intérêt; aussi nous sommes-nous efforcé de corriger les inconvénients de ce premier appareil. Ces inconvénients étaient au nombre de trois : 1° le cylindre métallique n'emboîtait pas suffisamment le museau du chien, de sorte que les joues, gonflées par l'air insufflé, permettaient un certain emmagasinement dans la bouche, ce qui occasionnait une perte d'air; 2° le masque ainsi construit ne pouvait pas se fixer facilement sur la gueule de l'animal, ce qui obligeait à le tenir constamment avec la main; 3° il n'y avait pas d'orifice par lequel pût s'échapper l'air expiré, ce qui nous obligeait à recourir à l'interposition d'une canule trachéale ordinaire dans le tube de caoutchouc.

Ces trois inconvénients furent corrigés dans un nouveau masque que nous avons fait construire. Ce second spécimen est en forme de tronc de cône au lieu d'être cylindrique, ce qui lui permet de prendre mieux la gueule du chien et par conséquent de parer au gonflement des joues ; il est muni de trois courroies, une supérieure et deux inférieures qui peuvent se boucler sur la nuque du chien ; enfin, le tuyau qui relie le masque en caoutchouc est porteur d'une fente oblique destinée à livrer passage à l'air de l'expiration, fente qui peut être fermée à volonté à l'aide d'une glissière. Tel est l'appareil avec lequel nous avons fait notre seconde expérience.

Expérience faite au laboratoire du collège Rollin le 2 mars 1882.

Cette expérience fut faite absolument dans les mêmes conditions que la première. Le sujet est un chien noir, grand et vigoureux, que l'on a préparé pour prendre le tracé de la respiration.

Après que MM. Laborde et Rondeau eurent pris quelques tracés, la respiration est arrêtée par l'excitation du pneumogastrique; elle ne reparaît pas après qu'on a enlevé les réophores.

Le masque est alors appliqué et la respiration artificielle est pratiquée à l'aide du soufflet ; elle doit être continuée pendant dix minutes, avant que la respiration spontanée ne reparaisse.

La poitrine de l'animal est ensuite ouverte, le masque est appliqué de nouveau. La respiration artificielle se fait tout aussi bien que si l'on avait fait la trachéotomie.

Pendant trois quarts d'heure, nous entretenons ainsi la respiration et la vie chez cet animal, et rien ne faisait présager que nous n'aurions pas pu continuer plus longtemps, si on l'avait jugé convenable.

Le cœur battait très bien et, à chaque mouvement du soufflet, le poumon se dilatait parfaitement.

Ces deux faits suffisent largement pour prouver que la respiration artificielle pratiquée de la sorte peut, dans tous les cas, remplacer celle que l'on pratique après avoir fait la trachéotomie. Il ne reste donc plus, pour faire de ce procédé un moyen curatif réellement précieux, qu'à construire un masque qui prenne parfaitement la bouche, les joues et le nez de l'homme; il n'y a plus là que des détails de construction et de mécanique qui sont absolument secondaires. Ce qu'il s'agissait de démontrer, et ce que nous croyons avoir surabondamment prouvé, c'est que le procédé du soufflet, ainsi conçu, est un moyen parfait de respiration artificielle.

Il est inutile de nous étendre bien longuement maintenant pour montrer les nombreuses applications d'un moyen aussi précieux. Non seulement on pourrait conjurer la mort résultant de toutes les asphyxies, mais encore celle qui survient à la suite de toutes les intoxications attaquant la mécanique respiratoire.

Nous n'en voulons pour preuve que les belles expériences de M. Laborde sur l'aconitine et sur l'hydrogène sulfuré. Cet expérimentateur, après avoir injecté à un chien une dose toxique d'aconitine, plaçait l'animal sous l'influence de la respiration artificielle, et l'y laissait pendant plusieurs heures. Le poison s'éliminait, et l'animal se remettait ensuite comme si rien né s'était passé. Ses expériences sur l'hydrogène sulfuré ne sont pas moins belles ni moins concluantes.

Expérience. — Injection intra-veineuse (veine crurale) de 25 grammes d'une solution saturée d'hydrogène sulfuré. Syncope respiratoire avec continuation des battements cardiaques. Respiration artificielle. Rappel et reprise des mouvements respiratoires spontanés. — Seconde injection (15 grammes). Pas de respiration artificielle. Arrêt définitif des mouvements respiratoires. Mort.

Chienne mâtinée, du poids de 15 kilogr., de haute taille, très vigoureuse.

Préparée pour la respiration artificielle.

Veine crurale droite mise à nu et munie d'une canule pour permettre l'injection intra-veineuse à volonté.

5 h. 16. Injection lente et mesurée par la dite veine de 25 gr. d'une solution saturée d'hydrogène sulfuré.

Le papier de plomb tenu sous le nez est noirci par l'air expiré, presque au début de l'injection.

Convulsions tétaniformes immédiates; arrêt des mouvements respiratoires du thorax; diminution considérable des mouvements du cœur.

Dilatation instantanée de la pupille, près de laquelle on tenait, à ce moment, une bougie allumée et qui présentait un myosis punctiforme.

Insensibilité absolue de la cornée.

Il s'est écoulé quatre minutes : la respiration artificielle est établie.

Le cœur, dont les battements n'avaient pas complètement cessé, accélère sensiblement ses contractions.

A la huitième minute, la respiration artificielle étant continuée, les battements cardiaques reprennent peu à peu leur régularité et leur intensité.

Le papier de plomb n'est plus noirci; il semble que l'élimination possible par la respiration soit complète.

A la dixième minute, retour de la sensibilité de la cornée; resserrement progressif de la pupille.

Pendant tout cet espace de temps, l'animal n'a pas cessé d'être agité.

A la quatorzième minute, on cesse la respiration artificielle, l'animal respire de lui-même et revient complètement à la vie.

A 6 heures, après quinze à vingt minutes de repos, on répète la même expérience, avec cette seule différence que 15 grammes seulement de la solution d'hydrogène sulfuré sont injectés.

Presque immédiatement, raideur tétanique des membres; arrêt des mouvements respiratoires du thorax; diminution rapide des battements cardiaques; dilatation moyenne de la pupille; insensiblité complète de la cornée.

Cette fois, on ne fait pas la respiration artificielle.

Le cœur continue quelque temps ses battements très affaiblis et rares, mais les mouvements respiratoires du thorax ne réapparaissent pas.

L'animal meurt.

Expérience. — Effets de la respiration artificielle dans le cas de mort apparente par syncope respiratoire, à la suite d'intoxication par l'hydrogène sulfuré.

Un chien vigoureux, du poids de 20 kilogrammes, reçoit en injection, dans la veine jugulaire, 4 centimètres cubes de la solution saturée d'hydrogène sulfuré.

Dès la cinquième seconde, le papier de plomb tenu au devant des narines est noirci et présente la réaction caractéristique, témoignage de l'élimination partielle du gaz.

A la quarantième seconde, arrêt momentané des mouvements respiratoires du thorax, lesquels ne tardent pas à se rétablir spontanément.

Après avoir laissé l'animal se reposer quelques instants, nous pratiquons dans la veine une nouvelle injection de 10 cent. cubes de la solution saturée de H^2S; il est 4 h. 15.

A la cinquième seconde, le papier de plomb commence à noircir.

A la quarantième seconde, arrêt des mouvements respiratoires thoraciques, après quelques convulsions généralisées; dilatation pupillaire arrivant rapidement au maximum; insensibilité de la cornée; état de mort apparente.

On procède à la respiration artificielle et, au bout d'une minute environ, l'animal commence à respirer de lui-même.

A 5 heures, il paraît complètement rétabli.

Nous lui injectons de nouveau 15 centimètres cubes de la même solution.

Reproduction exacte des mêmes phénomènes, dans les mêmes périodes de temps, savoir :

Signes de l'élimination partielle dans la cinquième seconde; syncope respiratoire vers la quarantième, précédée de mouvements convulsifs, et évacuation d'urine.

On fait, à ce moment, la respiration artificielle et, après trois minutes, l'animal est en état de respirer de lui-même.

Une heure après, il paraissait complètement remis des accidents aigus. Il a été mis en liberté et a survécu à ces expériences.

De ces deux expériences, la première montre qu'un chien auquel on avait injecté 25 gr. de solution d'hydrogène sulfuré, a été parfaitement rappelé à la vie après mort apparente par la respiration artificielle, et que le même animal, après avoir subi une injection beaucoup moindre, a succombé faute de respiration artificielle. La seconde est un bel exemple de rappel à la vie après intoxication aiguë.

Il est intéressant de rapprocher de ces expériences les résultats obtenus par Boehm. Lorsque cet expérimentateur fit ses expériences sur le retour à la vie, il fit quatre ordres de recherches : 1° rappel à la vie après empoisonnement par les sels de potasse ; 2° rappel à la vie après empoisonnement par le chloroforme ; 3° rappel à la vie après asphyxie par occlusion de la trachée ; 4° rappel à la vie après asphyxie dans une atmosphère d'hydrogène pure.

Dans tous les cas, les animaux furent traités par la respiration artificielle, et les résultats furent merveilleux, surtout en ce qui concerne les intoxications par les sels de potasse et par le chloroforme.

Dans le premier cas, des doses toxiques de sels potassiques, considérées jusqu'ici comme mortelles, exerçaient sur le cœur et le système nerveux d'animaux à sang chaud une action qui pouvait être combattue par la respiration artificielle ; ainsi, 1 ou 2 décigrammes de sels potassiques, injectés dans le sang de chats robustes, provoquent une diminution rapide de la pression sanguine et l'arrêt du cœur ; la respiration cesse quelques instants après, et l'animal meurt dans des convulsions.

Mais si, dans un espace de temps qui ne doit pas dépasser huit minutes à partir de l'arrêt de la respiration, on pratique la respiration artificielle et une pression énergique du thorax dans la région cardiaque, pression coïncidant avec l'expiration passive, le cœur recommence à battre après une pause qui peut durer jusqu'à quarante minutes.

Les expériences sur le retour à la vie, après intoxication par le chloroforme, ne sont pas moins nettes. Sur 31 expériences faites sur des chats, 12 présentèrent d'excellents résultats. Les chats étaient mis sous une cloche de verre en présence d'une éponge imbibée de chloroforme. Lorsque l'animal était complètement inerte, on le retirait de la cloche et on continuait la chloroformisation à l'aide d'une pissette adaptée à la trachée ; on avait soin de placer préalablement un kymographe dans la carotide, et l'on ne considérait l'animal comme mort que lorsque cet instrument n'accusait plus de variation dans la pression sanguine, et lorsqu'aucun signe stéthoscopique ne pouvait plus être constaté. La respiration artificielle était alors commencée, et les essais de rappel à la vie n'étaient considérés comme infructueux, qu'après avoir été continués pendant une heure sans résultat.

Voici un tableau, publié par M. Boehm, et montrant les résultats de 11 expériences positives :

Numéros des EXPÉRIENCES.	Commencement de l'essai de rappel à la vie après l'arrêt de la respiration.	Commencement de l'essai de rappel à la vie après l'arrêt du cœur.	Durée de la chloroformisation jusqu'à mort apparente.	L'action normale du cœur recommence			La respiration normale recommence			
				Après l'essai de rappel à la vie.	Après l'arrêt du cœur.	Après l'arrêt de la respiration.	Après l'essai de rappel à la vie.	Après l'arrêt du cœur.	Après l'arrêt de la respiration.	Après le retour de l'action cardiaque.
I	6' 1/2	3 1/3	63	3 1/2	7	10	16 1/2	20	23	13
II	10	5	25	4	9	14	13	18	23	9
III	14	9	15	10	19	24	48	57	62	38
IV	6	1	39	7	8	13	36	37	42	29
V	8	0	50	2	2	10	24	24	32	22
VI	3	0	14	1	1	4	10	10	13	9
VII	5	0	?	1	1	4	7	7	10	6
VIII	2	0	13	3	3	5	27	27	29	24
IX	2	1/2	17	2 1/2	3	5	?	?	?	»
X	4	0	9	3	3	7 1/2	7	7	11 1/2	4
XI	3	0	10	4	4	7	6	6	9	2

De tout ceci, il résulte que le rappel à la vie, après chloroformisation, est encore possible quand le cœur a cessé de battre depuis 7, 8, 9 et 19 minutes, et que la respiration s'est arrêtée depuis 10, 13, 14 et 24 minutes; la tentative de rappel à la vie n'ayant cependant commencé que 1 minute, 3 minutes 1/3, 5 minutes et 9 minutes après l'arrêt du cœur.

Nous avons, d'ailleurs, parfaitement pu nous convaincre des faits avancés par Boehm, en répétant l'expérience nous-même au laboratoire. Un chien en état de mort apparente complète après chloroformisation, fut très bien rappelé à la vie après quelques minutes de respiration artificielle *faite à l'aide de notre masque.*

L'insufflation seule, dit Boehm dans le courant de son mémoire, a réussi lorsque le cœur n'avait pas cessé de battre; la compression du thorax devait y être adjointe lorsque les battements avaient cessé. Le professeur de Dorpat paraît attribuer une grande importance à cette compression de la région précordiale; nous n'avons pas eu l'occasion de nous en convaincre. D'ailleurs, si cette manœuvre avait quelque influence sur le retour de la vie, il faut bien avouer qu'il ne s'agirait ici que d'une action absolument secondaire, et que les résultats obtenus doivent être presque exclusivement attribués à la respiration artificielle.

Ici, plus que partout ailleurs, se manifeste avec évidence l'utilité d'un appareil facile, efficace pour pratiquer la respiration artificielle. Le chloroforme est d'un usage journalier, on est donc exposé à voir à chaque instant des accidents que l'on redouterait beaucoup moins si l'on avait sous la main un moyen qui vous permette de les conjurer.

Nous avons la conviction que la respiration artificielle faite, d'après le principe que nous indiquons, sera un excellent moyen pour combattre tous ces accidents, aussi bien que ceux qui résultent de l'asphyxie en général.

Il n'est pas nécessaire de rappeler ici comment doit être pratiquée l'insufflation. Cette manœuvre est trop fréquente dans les laboratoires pour que nous croyions devoir en parler ici. Tout le monde sait, en effet, que l'insufflation doit être faite régulièrement, que le soufflet ne doit pas avoir plus de 16 à 18 mouvements par minute, et que chacun de ces mouvements ne doit pas lancer plus d'un demi-litre d'air, volume normal de chaque inspiration chez l'homme.

Des études sont continuées au laboratoire de physiologie de la Faculté, pour aboutir à la construction d'un masque approprié à la respiration artificielle chez l'homme; nous ne doutons pas de les voir couronnées d'un succès parfait.

CONCLUSIONS.

I. Les signes tirés de l'état de la respiration et du cœur, de la dilatation de la pupille et de l'insensibilité de la cornée dans l'asphyxie, ne sont pas des signes de mort réelle, mais bien de mort apparente.

II. Ces phénomènes se présentent toujours dans le même ordre : arrêt de la respiration, ralentissement, mais persistance des battements du cœur, dilatation de la pupille, insensibilité de la cornée pendant l'asphyxie; accélération des battements du cœur, myosis, et sensibilité de la cornée pendant le rappel de la vie à l'aide de la respiration artificielle.

III. En présence d'un cas d'asphyxie récent, on doit toujours intervenir, quels que soient les signes constatés.

IV. L'insufflation, méthodiquement pratiquée, ne présente aucun danger, et ne mérite nullement les accusations qu'on a portées contre elle.

V. Le procédé que nous venons d'exposer, une fois adapté aux exigences de la pratique, nous paraît appelé à rendre de grands services, non seulement dans les cas d'asphyxie simple, mais encore dans toutes les intoxications citées plus haut, dans lesquelles le processus asphyxique, soit lent, soit instantané, constitue essentiellement le mécanisme de la mort.

VI. L'application de ce procédé a sa place toute marquée dans les postes de secours, et dans les hôpitaux où l'on peut redouter de voir se produire chaque jour des accidents consécutifs à la chloroformisation.

Paris. — Typ. A. PARENT, A. DAVY successeur, rue M.-le-Prince, 29-31.

www.ingramcontent.com/pod-product-compliance
Ingram Content Group UK Ltd.
Pitfield, Milton Keynes, MK11 3LW, UK
UKHW020422230726
13925UKWH00004B/1569